AF458324

RÉPONSE

AUX OBJECTIONS FAITES PAR M. DEPAUL

AU MÉMOIRE DE M. HUGUIER

SUR LES

ALLONGEMENTS HYPERTROPHIQUES

DU COL DE L'UTÉRUS

DANS LES AFFECTIONS DÉSIGNÉES

SOUS LES NOMS DE DESCENTE,
DE PRÉCIPITATION DE CET ORGANE, ET SUR LEUR TRAITEMENT
PAR LA RÉSECTION OU L'AMPUTATION DE LA TOTALITÉ
DU COL, SUIVANT LA VARIÉTÉ DE LA MALADIE

PAR P.-C. HUGUIER

Membre de l'Académie impériale de médecine
chirurgien de l'hôpital Beaujon, etc.

PARIS

J.-B. BAILLIÈRE ET FILS

LIBRAIRES DE L'ACADÉMIE IMPÉRIALE DE MÉDECINE

RUE HAUTEFEUILLE, 19

1859

Extrait du *Bulletin de l'Académie impériale de médecine.*

1859. Tome XXIV, page 727.

Paris. — Imprimerie de L. MARTINET, rue Mignon, 2.

RÉPONSE

AUX OBJECTIONS FAITES PAR M. DEPAUL

AU MÉMOIRE DE M. HUGUIER

SUR

LES ALLONGEMENTS HYPERTROPHIQUES

DU COL DE L'UTÉRUS.

Messieurs, je commencerai par remercier M. Depaul de l'opinion bienveillante qu'il a exprimée ici sur la nature de mes travaux en général, et particulièrement sur l'étendue et l'importance de celui qui se discute en ce moment. Toutefois, messieurs, il faut bien se garder de prendre à la lettre ces sortes de compliments, qui souvent ne sont que des *précautions oratoires* et des *convenances* académiques. En effet, mon honorable et savant collègue m'a offert des fleurs qui étaient, comme vous avez pu le voir, mêlées à beaucoup d'épines, auxquelles je me serais fortement piqué les doigts si je les eusse acceptées sans inventaire.

En venant émettre devant vous les idées que renferme mon travail, je devais m'attendre à une discussion, et j'ai été le premier à comprendre qu'elle devait être nécessaire. Mais c'était à la condition qu'on ne me prêterait pas des opinions qui me sont étrangères ; que celles que j'ai exprimées seraient exactement exposées ; que les faits que j'ai rapportés ne seraient pas tronqués; et qu'on ne m'accuserait pas d'omissions qui sont tout à fait imaginaires.

Je vais répondre à M. Depaul; je le suivrai pas à pas dans son argumentation, qui ressemble, je le dis avec peine, plutôt à une sorte de réquisitoire qu'à un examen scientifique.

Cet examen a été fait avec un esprit que je ne saurais définir, et qu'une comparaison qui ne peut froisser notre collègue fera peut-être comprendre. Il se rapproche un peu trop, selon nous, de celui de certains architectes inspecteurs qui, dans la visite d'une construction qu'ils n'ont pas élevée, apercevant une *légère fissure*, notent sur leurs tablettes : *grande crevasse ; — un petit renflement* sur la surface d'une muraille, qui fait que toutes ses parties ne sont pas de niveau, inscrivent : *ce mur n'est pas d'aplomb ; il menace ruine ; malheur aux passants !* et demandent à l'autorité, dans l'intérêt de la sûreté publique, la démolition de l'édifice. M. Depaul, qui est très sensible et philanthrope, après avoir examiné mon travail, ne sait que gémir sur le sort des pauvres femmes qui sont passées sous ma main ; il s'écrierait volontiers devant l'autorité scientifique : Ne laissez pas passer les idées subversives de M. Huguier, qui viennent troubler notre douce quiétude et compromettre la vie des malades. Je répondrai aujourd'hui à son premier discours, dans lequel il ne s'est occupé que de l'examen de l'hypertrophie sous- ou intra-vaginale.

Notre collègue nous reproche en général :

1° De ne pas avoir fait à nos prédécesseurs la part qui leur revenait;

2° De ne pas avoir été conséquent avec les préceptes que nous avons posés dans notre travail ;

3° D'avoir proposé et pratiqué une opération grave lorsque d'autres moyens pouvaient réussir.

Eh bien ! messieurs, ce sont là autant d'objections qui vont s'écrouler comme un château de cartes sous le souffle de la vérité.

M. Depaul m'accuse d'exagération pour ne pas avoir poussé mes recherches bibliographiques assez loin, et m'être attribué, en quelque sorte, le bénéfice de la découverte et de la description de l'allongement hypertrophique de l'utérus, aux dépens des auteurs qui m'ont précédé, et il m'a plus spécialement reproché de ne pas avoir parlé des travaux de madame Boivin et de M. Herpin.

Je ne saurais, messieurs, accepter ce reproche, et vous allez voir qu'il n'est pas fondé. Dans les premières pages de mon travail, j'ai passé successivement en revue ce que nous avaient dit :

Morgagni, dans sa 45e *Lettre;* — Leroux (de Dijon), dans son ouvrage *sur les pertes de sang des femmes en couches;* — Ségard, dans sa *Dissertation sur les polypes utérins;* — Bichat et Buisson, dans leur *Anatomie descriptive;* — Désormeaux, dans le *Dictionnaire de médecine;* — Dugès et Boivin; — Chelius; — Lisfranc, qui tous ont considéré cet état comme *une anomalie ou un vice de conformation;* — P. Boyer; — Virchow, qui le désigne sous le nom de *polype des lèvres ou de prolongement en forme de trompe;* — Scanzoni (*Traité pratique des maladies des organes sexuels de la femme*, 1858), sous celui d'*hypertrophie primitive.*

Mais voyons en particulier le reproche que nous a adressé notre savant collègue de n'avoir rien dit du travail de M. Herpin (de Genève), et de n'avoir cité dans notre mémoire qu'*une phrase assez concise de l'ouvrage de Dugès et Boivin,* qui cependant, d'après lui, seraient entrés dans d'assez longs détails sur cette affection. Et d'abord voyons si notre collègue ne s'est pas trompé en disant que nous n'avions cité qu'un passage écourté de ces auteurs.

1° A la page 4 de mon travail, je dis : « Dugès et Boivin ont représenté un exemple d'allongement hypertrophique du col. »

2° A la page 6, en parlant des complications, après avoir indiqué les principales, je dis : « Cette affection peut être compliquée d'abaissement et de descente de la matrice, mais jamais, que je sache, de chute complète ou de précipitation de cet organe, ce qui ne veut pas dire que cet état ne se rencontrera pas. Il se serait déjà présenté à l'observation des Dugès et Boivin, d'après les deux premières figures de la XIe planche de leur Atlas, figures qui sont dans le texte sans explication ni description, et qui sont désignées sous les noms d'*élongation, prolongement du col de l'utérus, sa forme aplatie et prolapsus de cet organe.* »

3° A la page 156, en parlant de l'allongement sus-vaginal, je dis : « De plus, pour admettre, avec Dugès et Boivin, que cet agrandissement longitudinal soit un phénomène consécutif de la chute complète de l'utérus, il faudrait supposer que cet organe, etc... »

4° A la page 51, se trouve entièrement rapporté le passage qu'on nous accuse d'avoir laissé dans l'ombre.

5° J'ai fait plus, tant je tenais à être juste envers les auteurs qui m'avaient précédé, j'ai fait représenter dans mon atlas les deux figures de madame Boivin ; mais il faut bien que vous sachiez qu'aucune description, ni dans l'explication des planches, ni dans le texte, ne les accompagne. C'est là un fait brut qui ne peut donner qu'une idée de la forme d'une même pièce qui a été représentée sous deux faces différentes ; elle fut donnée à madame Boivin par M. Cloquet.

Maintenant, examinons si, d'après le peu de mots qu'en ont laissé Dugès et Boivin, on peut dire, avec M. Depaul, que ces auteurs étaient entrés dans d'assez longs détails sur cette affection, et que, dès l'année 1833, l'hypertrophie du col était assez bien connue. Dans leur long article sur les lésions de situation de l'utérus, à la page 87, en parlant des symptômes de la descente de la matrice, on lit : « *La main, portée sur l'épigastre, pourra reconnaître le vide que laisse dans l'excavation pelvienne l'abaissement de la matrice ; ce sera le meilleur moyen de distinguer la descente de l'élongation du col qu'on a quelquefois rencontrée.* » Mais ils ne disent pas *que nous avons* rencontrée. Plus bas, à la page 91, en parlant du pronostic du prolapsus et des lésions consécutives que cette affection peut amener, on lit cette simple phrase : « *La matrice déplacée se gonfle, s'allonge parfois au point de doubler presque ses dimensions ; son col surtout s'accroît dans ce sens.* »

Voilà tout ce que l'on trouve dans Dugès et Boivin dans le

long article qu'ils ont consacré à l'histoire de l'hystéroptose. Or, peut-on dire, d'après ce peu de mots, qu'ils avaient beaucoup avancé la question, et qu'ils étaient entrés dans d'assez longs détails sur cette affection? Ils l'ont absolument laissée où Morgagni, que j'ai cité très longuement, l'avait amenée.

Plus loin, ces auteurs, dans la section de leur ouvrage où ils décrivent les altérations de forme et de volume de l'utérus, page 193, article D, répètent la phrase précédente, en ajoutant que « *tantôt une des lèvres seulement peut acquérir cette longueur démesurée, et qui peut être portée au point de faire saillie hors de la vulve.* » Ils n'ont fait en cela que reproduire ce qu'avait dit Leroux (de Dijon). Puis ils terminent en citant quatre auteurs qui ont signalé cet allongement de la portion sous-vaginale du col.

Dans tous ces passages, il n'y a qu'une indication du fait anatomique, qui est considéré par ces auteurs comme un simple vice de conformation, mais non une description anatomo-pathologique, et encore moins dogmatique, où les causes, les signes physiques et physiologico-pathologiques, le diagnostic et le traitement soient indiqués.

Désormeaux le premier, et non Dugès et Boivin, qui n'ont fait que le répéter, avait dit, *dès* 1822, que, *par le toucher hypogastrique*, *on sent dans la descente la situation basse du fond de l'utérus, ce qui la distingue de l'allongement du col*, et j'ai pris soin, dans mon historique, de rappeler ce qu'avait fait Désormeaux. Mais, messieurs, ce n'est pas seulement avec la descente de l'utérus que l'allongement hypertrophique de la portion intravaginale du col peut être confondu. Il peut l'être tout aussi bien, dans certains cas, avec un polype ordinaire, un polype creux, un renversement chronique, un kyste folliculaire, un squirrhe, ou une hydropisie de cette partie, et personne, jusqu'à ce jour, n'avait donné les caractères qui différencient cette affection des lésions que je viens d'indiquer.

Quant aux deux faits de M. Herpin, que M. Depaul a si singulièrement et à son goût habillés et travestis, au point que je ne les reconnaissais pas, et qu'à la fin de la séance j'ai été obligé de lui demander où il les avait puisés, je n'en ai pas parlé, parce que rien ne prouve que ces deux cas étaient des hypertrophies du col, puisque l'auteur, qui les désigne sous le nom d'*allongement démesuré du col de la matrice*, ne sait lui-même à quelle lésion il avait affaire. Il se demande si cette altération était un état variqueux ou œdémateux. Voici ses paroles : « *De quelle nature est cette altération? Est-ce un » état variqueux ou œdémateux? Cette maladie a-t-elle une » analogie de structure avec l'allongement de la luette? Les » astringents et le nitrate d'argent réussiraient-ils comme dans » la procidence de la luette?* » Nous voilà bien loin, comme vous voyez, de l'hypertrophie du col dont M. Herpin ne semble pas se douter, car il ne prononce pas même ce mot. Au contraire, les caractères que présentaient ces tumeurs démontrent d'une manière presque évidente qu'elles n'étaient que des tumeurs œdématiées. Je vais lire le passage de l'article de M. Herpin qui démontre que ce devait être, en effet, un gonflement œdémateux.

De plus, la première malade de ce médecin était enceinte de trois mois lorsqu'il constata, pour la première fois, son gonflement du col, et vous n'ignorez pas que j'ai formellement dit que je ne voulais m'occuper dans ce travail que de l'hypertrophie longitudinale, *hors l'état de gestation*. Notre collègue est allé chercher dans l'arsenal scientifique des armes contre moi, mais il n'a pas su les choisir, et, après les avoir chargées, elles ont éclaté dans ses propres mains.

Je crois m'être suffisamment lavé devant l'Académie du reproche de ne pas avoir poussé assez loin mes recherches bibliographiques, et d'avoir en quelque sorte enlevé à Dugès et à Boivin une partie de leurs travaux ; je passe à la réfutation d'une autre objection.

C'est à tort que M. Depaul me fait dire qu'il n'est pas rare de voir des allongements hypertrophiques de la portion sous-vaginale qui aient plus de 6 *ou 7 centimètres d'étendue*. Nulle part, dans mon travail, je n'ai émis cette opinion. Je n'ai pas même parlé du plus ou du moins de fréquence de la maladie.

A entendre notre collègue, j'aurais négligé de dire que cet état pouvait n'être, dans quelques cas, qu'une simple anomalie de forme. C'est là une erreur, comme on peut s'en convaincre en jetant un coup d'œil sur la page 12, où je dis, en parlant des causes et du développement, que, « *dans quelques cas, elle n'est qu'une sorte d'anomalie qui ne cause aucun trouble ni accident.* »

Notre collègue s'est encore préparé un petit triomphe très aisé à remporter en me faisant dire que le diagnostic de cette affection est difficile. Non, je n'ai pas dit cela. J'ai fait, au contraire, remarquer, pages 3 et 8, qu'il était très aisé de distinguer, par le simple toucher, l'allongement ordinaire de l'abaissement et de la descente de la matrice. Mais il est des cas que M. Depaul semble ignorer ou n'avoir jamais rencontrés, dans lesquels la partie hypertrophiée peut offrir des formes et des dispositions particulières qui la font ressembler au toucher à un polype ordinaire, à un polype creux, ou bien à un allongement hydropique du col, cas qui m'ont fait dire, page 9 : « Le col hypertrophié peut être bifide, présenter différentes altérations de forme et de structure que le doigt seul ne peut juger exactement, et il peut être alors nécessaire de recourir à l'application du spéculum... et, dans certains cas où il peut rester du doute, à celle de l'hystéromètre. » D'où les foudres que vous avez entendu lancer par notre savant collègue contre l'innocent spéculum et la terrible sonde utérine. Deux mots à cet égard : je demanderai à M. Depaul en quoi peut être nuisible, lorsque cela paraît nécessaire, une application du spéculum, quand la vulve, le vagin et l'utérus ne sont pas le siége d'une inflammation aiguë ou d'une affection cancéreuse grave? Quant à sa diatribe contre l'hystéromètre, c'était aussi bien un hors-d'œuvre déplacé dans cette discussion; mais qu'il prenne patience, d'ici à peu je lui donnerai l'occasion de prononcer un troisième discours sur ce sujet, car je viendrai lire à cette tribune un travail sur cette méthode d'exploration, travail où j'exposerai, avec tout autant d'indépendance et de conscience qu'il pourrait le faire, les avantages et les inconvénients de ce nouveau moyen de diagnostic. D'ici là, qu'il occupe son temps à rechercher en France et à l'étranger toutes les victimes qu'a faites l'hystéromètre! Mais qu'il le sache bien, il ne dépendra ni de lui ni de moi d'empêcher l'hystérométrie de faire le tour du monde médical; qu'il soit certain qu'elle n'expirera pas de fatigue après sa longue course.

Je connais plusieurs praticiens qui, dans les Sociétés savantes, se sont élevés contre la sonde utérine, et qui en ont une au fond de leur poche. Grande a été ma surprise, à la dernière séance, de voir M. Depaul en tirer une de la sienne; je croyais d'abord que c'était un tube laryngien modifié! Mais non, c'était bien une sonde utérine, qu'il manie fort bien, je vous assure, ce qui prouve qu'il doit s'en servir assez souvent. Qui sait, il y en a peut-être encore de ce côté de l'Académie qui se perdent dans des poches bien profondes!

Je voudrais bien savoir comment M. Depaul s'y prendrait pour distinguer, sans un stylet ou l'extrémité de l'hystéromètre, un allongement ovoïde du col dont la grosse extrémité serait dirigée vers la vulve, ou une hypertrophie de l'une des lèvres, avec effacement de l'autre, et un rétrécissement plus ou moins considérable de l'orifice utérin, au point que le doigt, passant par-dessus, ne puisse le sentir, d'avec un polype d'une des lèvres, ou de l'intérieur de l'orifice plus ou moins effacé et non visible à la base du polype, — ou bien d'avec un de ces polypes creux qui, dans certaines circonstances, ont tant d'analogie avec le museau de tanche, au point que les hommes les plus haut placés et les plus expérimentés s'y sont trompés (Hoin père, Collin, Laumonier, Richerand, Boivin, et même MM. Cloquet et Velpeau). Si je cite ces deux derniers noms, c'est que les faits qui les concernent sont inscrits dans les annales de la science.

Notre collègue m'a encore reproché d'avoir trop séparé, trop individualisé les deux espèces d'hypertrophie longitudinale, qui, selon lui, devraient se rencontrer dans certains cas réunis sur le même utérus. Mais, messieurs, à qui la faute si j'ai agi ainsi? A la nature, qui me les a toujours montrées séparées et jamais réunies, et, quelque étonné que j'aie été de cette disposition, il a bien fallu me rendre à l'évidence des faits que j'ai observés, tant sur le cadavre que sur la femme vivante, et lors de ma première lecture, je vous en ai montré un exemple très curieux. Où sont donc les faits d'anatomie pathologique que M. Depaul peut m'opposer ? Il ne peut pas même arguer de son expérience et s'appuyer sur les cas qu'il a observés sur les malades, puisqu'il a une sainte horreur du cathétérisme utérin, et que, par conséquent, il n'a pu se rendre compte de la hauteur absolue et relative des deux portions de l'utérus situées au-dessus et au-dessous de l'insertion vaginale.

Entrons maintenant dans le cœur de la question et occupons-nous du traitement. M. Depaul préfère à l'amputation la cautérisation avec le fer rouge, que personne, dit-il, ne mettra en parallèle, sous le rapport du danger, avec l'amputation du col. Et moi aussi je préfère cette cautérisation dans certains cas d'hypertrophie, dans celles, par exemple, qui n'ont que 3 ou 4 centimètres d'étendue, et quand il existe en même temps un engorgement, un ramollissement, un état fongueux ou variqueux du col... Mais pour ceux qui ont de 5 à 7 centimètres, la cautérisation est inutile, et l'amputation doit être pratiquée lorsqu'ils déterminent des accidents. L'expérience m'a démontré que ces hypertrophies étendues résistent à tous les autres moyens. Dans ces cas, la cautérisation, même au fer rouge, est inutile, parce que son action résolutive est nulle et son action destructive tout à fait insuffisante. Elle mortifie tout au plus une épaisseur de 3 à 4 millimètres de tissus. Il faudrait donc y revenir un trop grand nombre de fois pour obtenir un résultat avantageux. Le traitement serait d'une durée décourageante, sans compter qu'à force de tourmenter ainsi la partie, on pourrait bien causer quelque inflammation grave ou déterminer une dégénérescence organique. Et lors même qu'on n'aurait pas à craindre ces accidents, je suis convaincu par l'expérience de faits analogues que le plus souvent on ne réussirait pas à détruire par cette méthode l'excès de longueur du col, parce que l'excès de la force assimilatrice, qui est le cachet propre de cette affection, reproduirait, dans l'intervalle de chaque cautérisation, presque autant et peut-être plus de tissu qu'on n'en aurait détruit. Quand on étudie avec attention les effets de la cautérisation utérine avec le fer rouge, on voit qu'elle est beaucoup plus grave qu'on ne le croit généralement, et qu'on ne le croirait au premier abord. En effet, si toutes les précautions sont bien prises, si le chirurgien est bien aidé, l'opération est prompte et peu douloureuse au moment de l'action, et dans les premières vingt-quatre ou quarante-huit heures qui la suivent, la malade n'éprouve ni fièvre, ni souffrance; mais lorsque le travail d'élimination se manifeste, c'est-à-dire quatre ou cinq jours après, on voit naître une inflammation utérine plus ou moins étendue et intense, qui est quelquefois suivie de fièvre, de péritonite, d'ovarite, de phlébite ou d'angioleucite et d'abcès pelviens, accidents que l'on songe d'autant moins à attribuer à la cautérisation, qu'ils ne se sont ostensiblement montrés que longtemps après.

Dans les cas d'allongement qui ont de 5 à 7 centimètres d'étendue, je préfère l'amputation à la cautérisation, parce qu'elle débarrasse de suite et sûrement la malade; parce qu'elle l'effraye moins; parce que, bien que la cautérisation ne soit pas très douloureuse, l'amputation l'est encore moins; parce que la guérison est beaucoup plus prompte; parce qu'elle n'expose pas autant à des inflammations péri-utérines; parce que, dans le cas d'hypertrophie, cette opération est moins grave que quand on la pratique pour un squirrhe, un encéphaloïde ou un ulcère épithélial de cette partie, circonstances dans lesquelles on est souvent obligé, pour enlever la totalité du mal, de remonter assez haut, de couper tout près de l'insertion du vagin ou dans cette insertion même; tandis que pour l'hypertrophie, on doit faire la section à un centimètre environ au-dessous. Elle est aussi, dans cette circonstance, suivie de moins d'accidents, parce qu'elle est pratiquée dans un tissu sain; parce que, dans ce cas, on peut et on doit amputer le col presque sur place sans faire éprouver à l'utérus et à ses ligaments aucuns froissements ni tiraillements : manœuvres très souvent dangereuses qu'il faut éviter avec soin. L'hémorrhagie est également moins fréquente, moins abondante, et peut être arrêtée beaucoup plus facilement.

L'hémorrhagie dont on vous a fait un épouvantail, et qu'on vous a représentée comme un accident des plus graves, peut, au reste, aujourd'hui être prévenue presque à volonté par le chirurgien, soit qu'il se serve de l'écraseur linéaire, soit qu'il couvre la plaie de boulettes de charpie trempées dans la solution de perchlorure de fer, ou qu'il tamponne exactement de suite, et par précaution, l'ouverture vulvo-vaginale; tamponnement qui, dans ce cas, n'a pas les inconvénients qu'il pourrait avoir lorsqu'on y a recours après une opération faite pour une lésion organique de l'utérus. Mais il vaut mieux s'en dispenser d'abord et laisser une certaine quantité de sang s'écouler et n'arrêter cet écoulement qu'autant qu'il devient très abondant, et pour cela on devra laisser un aide expérimenté auprès de la malade, et la grande objection de l'hémorrhagie tombera d'elle-même. Au surplus, et je puis en parler avec quelque connaissance de cause, car, à part les 14 amputations de la portion sus-vaginale du col que j'ai rapportées dans mon travail, j'ai pratiqué au moins 30 fois l'amputation de la portion sous-vaginale pour différentes lésions de cette partie, et je n'ai pas encore vu une seule hémorrhagie être mortelle et qui n'ait pu être facilement arrêtée.

D'ailleurs, on juge l'innocuité ou la gravité d'une opération non-seulement d'après cette opération en elle-même, mais encore et surtout d'après les affections pour lesquelles elle a été pratiquée, et le nombre de succès et de revers qu'elle a offerts dans chaque cas particulier. Ainsi je vois, pour celui qui nous occupe, qu'à part les 7 cas qui me concernent et qui ont été suivis de plein succès, MM. Follin, Broca, Marchal (de Calvi), Bertet (de Cercoux), chacun une fois, Ph. Boyer deux fois, l'ont aussi pratiquée avec le même bonheur et ont guéri leurs malades des accidents qu'elles éprouvaient.

Un des hommes les plus estimés de l'Allemagne, le professeur Scanzoni, dont l'ouvrage vient de paraître tout récemment, dit, page 65 : « Pour ce qui concerne le traitement (de cette hypertrophie), nous avons si souvent constaté le peu d'efficacité des moyens thérapeutiques, tant généraux que locaux, que maintenant nous ne pratiquons plus que l'amputation de la partie hypertrophiée. »

Vous voyez, messieurs, que, si je suis dans l'erreur en agissant et en conseillant d'agir ainsi, j'y suis en bonne compagnie.

Notre collègue nous a également reproché de n'avoir pas toujours conformé notre conduite à nos préceptes, en amputant plus d'un col utérin dont la longueur ne dépassait pas 4 à 5 centimètres et avant d'avoir essayé d'autres moyens. Je ferai observer à M. Depaul que cela ne nous est jamais arrivé dans les cas d'hypertrophie simple de cette étendue, mais bien dans ceux compliqués d'antéversion ou de rétroversion, affections dans lesquelles les fonctions recto-vésicales peuvent être très sérieusement troublées par l'allongement du col, sans que cet allongement soit très considérable. C'est ce qui avait lieu pour les malades des 9e et 10e observations, qui avaient été traitées pendant longtemps et inutilement par des médecins habiles.

Il ne faut pas que le chirurgien ressemble au Satyre de la Fontaine, qui ne savait distinguer les cas dans lesquels la bouche doit souffler le chaud ou le froid

Si M. Depaul se fût donné la peine de lire le petit paragraphe qui est au bas de la page 36 de notre mémoire, il eût vu que notre conduite n'était pas en désaccord avec nos préceptes. Quand par hasard il nous est arrivé d'opérer une malade sans avoir essayé d'autres moyens, c'est qu'elle avait déjà été soignée inutilement pendant un temps assez long par des médecins distingués.

Notre collègue est tellement difficile et rigoureux en fait d'observations, qu'il n'a pu en trouver qu'une seule où il n'y ait eu quelque chose à reprendre. Voyons si ses objections sont fondées, et s'il n'eût pas dû s'en abstenir en analysant plus fidèlement nos faits.

Analyse des observations. — *Observations* 1 *et* 2. — M. Depaul me demande comment, dans l'observation 1, le col, qui a 7 centimètres de long, ne se présente pas à la vulve, tandis que, dans l'observation 2, le col, qui n'a que 4 centimètres, fait saillie à cette ouverture. — *Cette particularité lui paraît assez difficile à expliquer.* — Avant de donner aucune explication, disons à M. Depaul qu'il se trompe. Pour le n° 1, le col venait faire saillie à la vulve (p. 18, 19), comme chez le n° 2.

M. Depaul se calomnie lorsqu'il dit que cette particularité lui paraît difficile à expliquer.

L'explication qu'il me demande lui serait donnée par un étudiant de troisième année.

Voici, au reste, un passage de mon mémoire qui va la lui donner (page 6) : « Cet état peut être compliqué d'inflammation aiguë ou chronique, d'ulcération, de folliculité, de kystes folliculaires, de tumeurs fibreuses, de déviations, d'*abaissement* ou de *descente* de la matrice..... »

Observation 3. — M. Depaul dit que l'opération a été faite pour un *corps fibreux*. Voyez page 22 et l'atlas, vous verrez que l'opération a été pratiquée pour un allongement de 7 centimètres 1/2, compliqué de la présence d'un petit corps fibreux du volume d'une noisette, développé dans l'épaisseur de la lèvre antérieure.

Observation 9. —M. Depaul dit qu'elle fut opérée pour une tumeur folliculaire, parce que cinq ou six follicules ou œufs de Naboth étaient plus développés qu'à l'état normal. Elle fut amputée parce qu'elle avait tout à la fois un allongement de 4 centimètres 1/2, une rétroversion et des petits kystes folliculaires qui causaient des accidents graves et qui avaient été longtemps et inutilement traités à la Maison de santé. Dans la rétroversion comme dans l'antéversion, il n'est pas nécessaire que l'allongement soit constidérable pour causer des accidents rebelles et sérieux.

Dans les observations 4 et 6, l'opération, dit M. Depaul, ne paraît pas avoir été suffisamment indiquée par la maladie. — *Dans la première*, une hernie concomitante *pouvait très bien rendre compte* des coliques, des douleurs abdominales dont se plaignait la malade, qui a eu *une hémorrhagie après l'opération.*

Ce sont là deux erreurs avancées par M. Depaul (p. 24 *bis* et 24 *ter*). Vous verrez que la malade avait éprouvé à plusieurs reprises des accidents utéro-ovariques graves, et que, dans deux passages de l'observation, il est dit que la hernie était facilement maintenue, que la malade n'en souffrait pas, et qu'aujourd'hui encore, neuf ans après l'opération, elle ne lui cause aucune souffrance.

Pour la malade observation 6, M. Huguier a amputé *neuf mois* après l'accouchement, c'est-à-dire à une époque où le col chez tant de femmes est plus gros qu'il ne doit être, pour peu qu'il reste d'inflammation chronique, avant d'avoir employé d'autres moyens, l'opération ayant été pratiquée le neuvième jour de l'entrée de la malade, et *alors que la lèvre antérieure du col n'avait que* 3 *centimètres de long*. D'après M. Huguier, *cette femme serait sortie guérie le onzième jour de l'opération*, ce qui me paraît impossible.

A part la supposition toute gratuite que fait notre collègue, et que rien ne justifie, savoir, que le col ait été le siége d'inflammation chronique, il commet encore trois erreurs ; car cette femme avait été traitée avant son entrée à l'hôpital par le docteur Contour, et l'allongement hypertrophique, au lieu de porter seulement sur la lèvre antérieure et de n'avoir que 3 centimètres, portait sur les deux lèvres et sur la base du col, qui est allongée de 2 centimètres, ce qui, avec sa longueur normale, qui est au moins de 1 centimètre 1/2, produit 3 centimètres 1/2 et donne avec les 3 centimètres de la lèvre antérieure une longueur totale de 6 centimètres 1/2.

Je dois, de plus, montrer que notre collègue est complétement dans une erreur inconcevable, lorsqu'il dit que la malade est sortie *guérie* onze jours après l'opération. Ce n'est pas onze jours après l'opération qu'elle est sortie, mais bien seize jours pleins, ou dix-sept, si l'on tient compte de celui de l'opération, car la malade a été opérée *le* 26 *mai* et n'est sortie *que le* 11 *juin*. Or, le mois de mai a trente et un jours, ce qui fait bien dix-sept.— M. Depaul conviendra qu'il n'a pas été heureux dans l'analyse de cette observation, au bas de laquelle se trouve la remarque de Leroux (de Dijon) qu'il nous accusait de ne pas avoir cité dans notre travail.

Je ne saurais trop énergiquement protester contre l'accusation erronée et inqualifiable par laquelle notre collègue a terminé son premier discours, en disant que nous avions deux poids et deux mesures, suivant la classe de la société à lauellqe appartiennent nos malades.

Dans la seconde partie de mon travail, et non dans la première, en parlant du pronostic, j'ai fait remarquer, avec raison, que le prolapsus utérin était beaucoup plus grave, pour plusieurs motifs, chez les femmes pauvres que chez les femmes riches; mais nulle part je ne me suis permis de dire que les unes dussent être traitées différemment que les autres. J'ai donc dû être tout à la fois étonné et blessé d'une semblable interprétation de ma pensée, alors que les faits que venait de passer enrevue l'orateur s'élevaient contre sa propre parole.

Messieurs, je crois avoir suffisamment prouvé, dans la dernière séance, que les objections principales que notre collègue avait faites à la première partie de mon travail sont sans aucun fondement. Aujourd'hui je continuerai à soutenir ma thèse. Je dis soutenir ma thèse, c'est le mot, parce que je n'ai pas vu sans surprise et sans un sentiment pénible l'enceinte académique convertie en une sorte d'arène où se passent les épreuves d'un concours d'agrégation, dans lequel les compétiteurs ont mission de montrer leurs brillantes qualités, et de prouver, fût-ce aux dépens de l'exactitude et de l'équité, que le travail de leur collègue n'est pas à la hauteur de la science. J'ose espérer que cette innovation n'entrera pas dans les habitudes de notre compagnie.

Je ne vous fatiguerai pas, en répondant à certaines objections de détail, qui sont de véritables subtilités, comme celles, par exemple, qui consistent à discuter les différents degrés de l'hystéroptose. Qu'il vous suffise, je vous prie, de savoir que j'ai pris pour base de la deuxième partie de mon travail tous les cas qui, d'après le plus grand nombre des auteurs, semblent appartenir à la chute complète de l'utérus, et ces cas, qui me sont propres, sont au nombre de 64, sur lesquels je n'ai rencontré que 3 véritables chutes, 2 sans allongement hypertrophique, et 1 avec hypertrophie et rétroflexion; ce qui m'a conduit à émettre l'opinion suivante :

« *La tumeur sous-vulvaire, que l'on désigne généralement* » *sous le nom de précipitation de la matrice, peut être formée* » *par deux maladies différentes : l'une est tout à fait exception-* » *nelle, c'est la véritable chute de l'utérus; l'autre, qui est* » *beaucoup plus fréquente, n'est qu'un allongement et une chute* » *du col, avec renversement et chute du vagin.* »

Pour démontrer l'exactitude de cette proposition, j'ai appelé à mon aide trois ordres de preuves : les *recherches historiques*, l'*anatomie pathologique* et les *faits cliniques*. Alors j'ai passé en revue ce que nous ont laissé certains auteurs sur ce sujet, tels que Saviard, Morgagni, Dance, M. J. Cloquet, M. Cruveilhier, qui tous rapportaient un ou deux faits favorables à ma manière de voir. J'eusse pu, messieurs, y ajouter un fait de Verduc; mais comme ce praticien ne m'avait pas paru de bonne foi dans la discussion qu'il eut avec Saviard sur l'affection de Marguerite Malaure, ou ne pas avoir suffisamment connu les tumeurs vagino-utérines, je me suis dispensé de le rapporter. Voici cependant ce fait. (M. Huguier lit le passage de Verduc.)

Puis j'ai donné une description des pièces du musée Dupuytren, qui sont au nombre de quatre, sur lesquelles trois confirment notre opinion, c'est-à-dire la fréquence de la chute incomplète relativement au prolapsus complet. J'ai fait connaître un fait de M. Demarquay, l'opinion de MM. Cazalis et Cusco, qui, depuis la note que j'ai publiée dans la *Gazette hebdomadaire*, ont examiné l'affection avec plus d'attention que par le passé, et n'ont plus trouvé dans leurs services, jusqu'à ce jour du moins, que des chutes incomplètes. Enfin je suis passé à l'examen des faits cliniques, qui venaient donner une dernière preuve démonstrative à l'exactitude de ma proposition (1).

Notre adversaire, après avoir consulté tous ces documents, et avoir été probablement convaincu par leur irrésistible signi-

(1) Depuis la lecture de mon mémoire à l'Académie, MM. Verneuil et Legendre ont eu l'occasion, dans leurs dissections, de rencontrer chacun

fication, dans une manœuvre très adroite, a changé tout d'un coup de manière de voir ; il s'est fait plus royaliste que le roi, et s'est écrié : « *Je reconnais, au surplus, avec M. Huguier, que le prolapsus complet de l'utérus est excessivement rare; et cela n'est contesté par personne, que je sache.* » A la bonne heure ! voilà qui est parler nettement, et je remercie notre collègue d'être passé dans notre camp ; je l'en remercie d'autant plus volontiers, qu'il a beaucoup d'expérience sur ce sujet. Mais c'est un allié sur lequel il ne faut pas trop compter, vous allez le voir.

Subissant comme malgré lui et à regret l'influence occulte et impérieuse des faits, il cherche à s'y soustraire et à les interpréter à sa façon, à faire une retraite honorable. Ainsi le fait de Saviard dont j'ai parlé, dans lequel ce chirurgien a fait l'autopsie et constaté qu'il y avait une chute incomplète, et que le col était allongé, notre collègue le confond avec celui de Marguerite Malaure, dont Saviard ni aucun chirurgien de Paris n'ont jamais fait l'autopsie, et M. Depaul de nous dire que Saviard avait reconnu sur Marguerite Malaure un allongement du col après l'avoir cathétérisée, et vu que la cavité avait 9 centimètres de long, ce qui équivaut à 3 pouces 4 lignes. Il y a là deux erreurs. Elle ne fut pas cathétérisée par Saviard, mais par Verduc, qui constata que la cavité dans laquelle il avait introduit la sonde, et Saviard le reconnaît lui-même, avait 5 ou 6 pouces ; ce qui équivaut à 14 centimètres, si c'était 5 pouces, et à 16 centimètres 3 millimètres, si c'était 6 pouces. Nous voilà bien loin des 9 centimètres de M. Depaul. Et savez-vous, messieurs, quelle conclusion Verduc tira de cette grande pénétration de la sonde? C'est que le vagin seul, et non l'utérus, était tombé chez Marguerite Malaure.

un cas de prolapsus utérin avec renversement complet du vagin, et il était confirmatif de notre opinion : il en était de même d'un cas qui m'a été communiqué par M. le professeur N. Guillot, bien que ce fût le seul qu'il eût jamais disséqué. L'utérus, de l'insertion du vagin à son fond, avait une longueur de 7 pouces (19 centimètres) ; tout le corps de l'organe était resté dans le bassin.

Les faits de MM. Cloquet et Cruveilhier que j'ai invoqués et rapportés en faveur de la chute incomplète de l'utérus et de l'allongement de la portion sus-vaginale de l'organe, prouvent, dit-il, *le contraire de ce que j'avance, et d'après lui j'aurais inexactement rapporté les faits, et je n'aurais pas rendu justice à leurs auteurs.* — Je prie M. Cloquet, ici présent, de déclarer si les dessins ont été fidèlement copiés, et si son texte a été fidèlement rapporté; si, en un mot, je leur ai fait tenir un langage différent de celui qu'ils tiennent en effet. — Quant à M. Cruveilhier, qui n'a pas lu mon mémoire, je vais lire ce qui le concerne, et il pourra déclarer si j'ai été un narrateur et un interprète fidèle. Il est vrai, messieurs, qu'en homme indépendant et qui voulait marquer l'état de la science où il l'avait prise, j'ai ajouté : « *Malheureusement M. Cruveilhier n'a tiré aucune induction séméiologique, diagnostique ou thérapeutique de ces deux cas.* » Était-ce commettre une injustice? Non. — Connaissant le caractère honorable de notre président, j'ai pensé et je pense encore que le plus bel hommage qu'on pût lui présenter était de rendre à César ce qui appartient à César; rien de plus, rien de moins.

Il en a été de même de la signification des faits du musée Dupuytren. M. Depaul a dit dans son deuxième discours : « *Notre collègue nous a parlé de pièces déposées dans le musée Dupuytren et de l'opinion de M. Houël, qui serait conforme à la sienne. J'ai examiné ces pièces, j'ai vu M. Houël; mais je regrette de n'avoir pu vérifier la parfaite exactitude des assertions de M. Huguier à cet égard.* » Voici une lettre de M. Houël qui répondra mieux que moi aux assertions erronées de M. Depaul... (M. Huguier lit la lettre du conservateur du musée Dupuytren, qui prouve l'exactitude de la description des pièces donnée dans son mémoire.)

Tout en reconnaissant que la chute complète de l'utérus puisse avoir lieu quelquefois, puisque j'en rapporte trois exemples dans mon travail, j'ai dit : « A part le cas clinique de Marguerite Malaure, qui cependant n'est pas très concluant, je ne connais que trois faits d'anatomie pathologique, celui de Blandin, celui de M. Morel-Lavallée, et celui du musée Dupuytren, dans lesquel il y avait complication de calculs, qui appartiennent à la véritable précipitation. »

Mais, nous a répondu M. Depaul, la science en renferme bien d'autres, tous les chirurgiens expérimentés en ont vu; puis de rapporter à sa façon, comme vous l'avez vu, le fait de Marguerite Malaure (que j'avais moi-même cité et qu'il était inutile de rappeler); ceux, dit-il, contenus dans *Mauriceau.* Voici l'ouvrage de Mauriceau, et je prie mon collègue de me prouver qu'il contient un exemple irrécusable pour vous d'une véritable chute de l'utérus. Mauriceau dit bien qu'on sentait le corps de la matrice dans la tumeur sous-vulvaire, mais il ne dit pas le fond de la matrice. Or, messieurs, il faut qu'on sache, et M. Depaul, plus que tout autre, en sa qualité d'accoucheur, n'eût pas dû ignorer que Mauriceau et tous les auteurs de son temps désignaient, sous le nom de corps de la matrice, l'ensemble du corps et du col, réservant le nom du col pour le vagin. Or, il ne s'ensuit pas, parce qu'il a prononcé le mot corps de la matrice, qu'il ait voulu indiquer la partie de l'organe que nous désignons aujourd'hui sous ce nom.

Le fait de Levret ne prouve pas irrécusablement l'existence d'une chute complète. « La tumeur avait à peu près une longueur d'un demi-pied (c'est-à-dire 5 pouces et demi); une » sonde *droite de femme* est introduite d'abord avec une légère » résistance; l'extrémité de la sonde était dans un canal très » étroit, et dont les parois étaient solides; elle ne pouvait, » par conséquent, vaciller en aucun sens...: la sonde entra » jusqu'à moitié. Lorsque je la retirai, il sortit des yeux » de cet instrument un peu de matière glaireuse qui s'y était » attachée... »

La longueur de la tumeur ne prouve absolument rien, puisque nous en avons vu de 6, de 7 et de 8 pouces où l'utérus n'était pas complétement prolapsé. Levret ne dit pas qu'il ait senti le corps ou le fond de l'utérus dans la tumeur. Mais, dit M. Depaul, il a introduit une sonde de femme dans l'utérus, laquelle sonde ne pénétra que jusqu'à la moitié. Or, la moitié de la longueur d'une sonde de femme est de 8 centimètres environ, ce qui équivaut à celle de l'utérus. A mon tour, je répondrai à mon collègue que rien ne montre que la sonde de Levret ait pénétré jusqu'au fond de l'utérus, parce qu'elle était droite et trop volumineuse ; il avait déjà éprouvé de la difficulté pour pénétrer dans la partie inférieure de l'organe, où elle était serrée ; il est très possible qu'elle se soit arrêtée sous l'orifice interne, ne pouvant pas le franchir. Ce point est, comme on le sait, la partie la plus étroite et souvent coarctée (même contractée) de la cavité utérine. Remarquez encore que ces sondes d'autrefois étaient plus volumineuses que celles d'aujourd'hui. De plus, la sonde a ramené, engagée dans ses yeux, une *matière glaireuse* qui est celle produite par le col et non par *le corps*. Notez qu'il ajoute que *la sonde ne pouvait vaciller en aucun sens*, ce qui ne fût pas arrivé si l'instrument eût pénétré jusque dans la cavité corps.

Enfin Levret ne connaissait pas les anté et les rétroflexions : qui sait si sa sonde n'a pas été arrêtée par l'un de ces deux états pathologiques?

Quant aux trois faits de prétendue chute complète rapportés par madame Boivin, deux sont encore moins concluants, car elle s'est contentée de porter un diagnostic *de visu*, et d'après l'étendue de la tumeur, comme le prouve l'analyse que nous en avons donnée. M. Depaul a donc eu tort de nous les présenter comme des faits qui prouvent l'existence de la chute complète. Le troisième et dernier est un fait que M. Depaul n'eût pas dû nous opposer, puisque j'avais dit dans mon mémoire que j'exceptais les cas dans lesquels l'utérus est porté au dehors par un kyste volumineux intrapelvien, et il appartient à cet ordre.

M. Depaul, forcé aujourd'hui de reconnaître que, dans la plupart des maladies ordinairement appelées précipitation de la matrice, il y a allongement de la portion sus-vaginale du col, dit : « *Cet allongement n'existe pas dans les termes et dans les limites où l'a placé M. Huguier, entre l'insertion vaginale et le corps de l'organe. La sonde ne lui a donné que la longueur de la cavité utérine, et l'allongement pouvait bien être général, produit par le col et le corps hypertrophiés.* » Mais qui a jamais dit le contraire à notre collègue? Qu'il me permette de lui dire qu'il se bat ici contre des moulins à vent; s'il eût lu mon travail avec moins de préoccupation, il se serait abstenu de cette objection; il eût vu qu'à la page 2, en parlant des différentes variétés de l'hypertrophie longitudinale, je dis : « *La troisième espèce envahit presque la totalité du col; cette espèce peut exister quelquefois avec celle du corps de l'organe, ce qui constitue une quatrième variété, l'hypertrophie longitudinale générale. Ce sont principalement ces deux dernières variétés qui simulent la précipitation complète, et qui peuvent l'accompagner quand par hasard elle existe.* » — A la page 155, je reviens encore sur ce sujet. Vous comprenez, messieurs, qu'après avoir ainsi prévenu le lecteur, je ne pouvais répéter à chaque instant dans mon travail : *Allongement de la partie sus-vaginale du col et de la partie inférieure du corps de l'organe.* Mais cela n'eût pas plu à M. Depaul, et il m'eût demandé : *Comment* avez-vous pu savoir si c'était la partie inférieure ou supérieure du corps qui était malade? — C'est absolument la fable du meunier.

Après cette observation sans portée, notre collègue ajoute : « *La structure de cette partie ne diffère en rien de celle du reste de l'organe. On ne voit pas pourquoi, étant toute semblable au tissu voisin, elle aurait le funeste privilége de s'hypertrophier plus souvent que le reste de la matrice. — Où et comment M. Huguier a-t-il donné la preuve de l'existence de l'hypertrophie de la portion sus-vaginale?* »

Voyons quelle est la valeur de chacune de ces objections. Prétendre que la structure du col ne diffère en rien de celle des autres parties de l'organe... Mais, messieurs, je ne comprends pas qu'une semblable hérésie, non-seulement anatomique, mais physiologique et pathologique, ait échappé à notre collègue, et où, à cette tribune, cela me ferait croire qu'il ignore cette grande et belle loi de la *dualité utérine*, en vertu de laquelle, bien que le corps et le col soient unis, il y a une grande différence dans la structure, dans le développement, dans les mutations que l'âge apporte dans les fonctions et dans les maladies de ces deux parties, au point qu'on pourrait presque dire qu'il y a entre elles une espèce de lutte ou d'antagonisme perpétuel. Malheureusement le temps ne me permet pas de développer cette loi d'anatomie et de pathologie philosophiques.

M. Depaul ne voit pas *pourquoi* cette partie a le triste privilége de s'allonger et de s'hypertrophier. Eh bien! moi, je vais lui dire *pourquoi*. Elle peut s'hypertrophier seule, ce qui ne veut pas dire toujours, parce qu'elle a, comme nous venons de le dire, une organisation propre et indépendante; parce que, dans les circonstances ordinaires de la vie, c'est elle qui fatigue le plus; parce que c'est elle qui reçoit directement le contre-coup des affections vagino-vésicales qui appellent sur elle un état de surexcitation et de congestion qui en augmente la nutrition; parce que dans l'accouchement, même le plus naturel, et ces malades en ont eu, en général, plusieurs, c'est la partie de l'organe qui souffre le plus; parce que, dans les accouchements très lents, dans lesquels la tête est trop volumineuse ou le bassin trop étroit, c'est cette partie qui est froissée, contusionnée contre le pubis; parce que dans les accouchements artificiels, que vous fassiez la version, que vous appliquiez le forceps, le céphalotribe, ou que vous pratiquiez l'embryotomie, c'est encore cette partie de l'utérus qui est le plus froissée : lorsqu'on interroge ces malades avec soin, on apprend que chez beaucoup d'entre elles on a été obligé de pratiquer la version ou d'appliquer le forceps, et que c'est plus ou moins de temps après ces accouchements malheureux que le col de la matrice a commencé à descendre peu à peu; — parce qu'enfin, à la suite de ces accouchements réitérés ou artificiels, les parties qui sont chargées de soutenir, de maintenir et de comprimer mollement le col, sont affaiblies, relâchées, et laissent autour d'elles une sorte de vide qui favorise sa congestion, sa nutrition, son allongement et sa précipitation, sans parler des tractions que le vagin exerce sur lui, lorsqu'il existe une rectocèle ou une cystocèle; tandis que le corps continue à être comprimé et maintenu par les parties qui l'entourent. Voilà certes une réunion de circonstances plus que suffisante pour produire l'allongement de cette partie de l'organe.

M. Huguier, dites-vous, n'*a donné aucune preuve de l'existence de l'allongement hypertrophique de la portion sus-vaginale du col.* Mais que faut-il donc pour vous persuader? Je vous rapporte le fait de Morgagni, celui de Dance, cet observateur si remarquable et si consciencieux, qui dit : « *Le col de l'utérus avait très exactement* 3 *pouces et demi de longueur, et le haut du corps n'était pas altéré ;* » celui si péremptoire de M. Cloquet, enfin. Je présente ici trois faits d'anatomie pathologique qui sont irrécusables, sans parler de mes faits cliniques, que vous rejetez, parce que, dites-vous, le cathétérisme n'a pu nous donner qu'une idée de la longueur, ce qui est une erreur; mais passons sur ce point. Je vous rapporte quatorze faits d'allongement hypertrophique de la portion sus-vaginale du col, que j'ai tenus dans ma main, que j'ai disséqués presque encore vivants, avec le soin que l'on sait que j'apporte dans ces sortes de recherches, et vous ne croyez pas!... Jamais, monsieur, vous ne serez convaincu; mais ce qui nous importe c'est que l'Académie le soit. Quand je dis jamais, j'ai peut-être tort. Je connais un accoucheur très habile, mais très tenace dans ses opinions, qui, pendant cinq ans, nia que la membrane caduque fût formée par la membrane muqueuse utérine. On lui montrait des dessins, des pièces d'anatomie pathologique, rien ne pouvait le convaincre; cependant il croit aujourd'hui : vous ferez peut-être de même.

Il faudrait pourtant que notre collègue fût conséquent avec lui-même; car, quand il s'agit d'autres observations que les miennes, et qu'il m'accuse, à tort, d'avoir laissées dans l'oubli ou de ne pas leur avoir donné leur véritable signification, il s'écrie : « L'allongement hypertrophique de la portion sus-vaginale est connu et décrit depuis longtemps : voyez plutôt ce qu'en ont dit MM. Cloquet, Cruveilhier, et Dugès et madame Boivin» (qui, nous pouvons l'assurer, n'en ont jamais décrit un seul cas qui leur fût propre; mais c'était Dugès et madame Boivin!)

S'agit-il du mécanisme suivant lequel s'opèrent la chute de l'utérus et le renversement du vagin, M. Huguier serait une sorte de présomptueux qui rejetterait avec dédain ce que ses devanciers et ses maîtres lui ont appris, pour avoir une seule théorie à lui, en vertu de laquelle l'utérus, par une poussée active, se porterait au dehors en entraînant et en renversant le vagin. Écoutez, messieurs, si ce reproche est fondé. Page 154... (M. Huguier lit la partie de son mémoire où il montre que la chute de l'utérus ou celle de son col seul peut s'opérer par trois modes différents et non par un seul.)

Et M. Depaul, pour nous montrer que la chute complète de l'utérus est chose fort difficile, qui ne peut s'opérer par une poussée hypertrophique, nous montre une pièce saine d'anatomie sur laquelle il a fait tirer trois hommes vigoureux sans pouvoir produire autre chose qu'une descente utérine ! — Je remercie M. Depaul de cette petite expérience, qui vient à l'appui de ma manière de voir, mais qu'il aurait pu s'éviter s'il se fût rappelé le chapitre qui traite de l'anatomie pathologique et ma première conclusion, que voici : « *La chute de l'utérus, qu'elle soit complète ou incomplète, n'est pas une seule maladie, mais bien un ensemble de plusieurs affections désignées sous un seul nom.* » On comprend donc ainsi pourquoi les trois hercules n'ont pu produire une chute complète sur un cadavre dont les organes sexuels et le plancher du bassin étaient sains. Cette expérience est, pour le dire en passant, la meilleure critique de la légèreté et de la facilité avec lesquelles notre collègue a admis, avec madame Boivin, qu'une jeune femme qui n'avait jamais éprouvé aucune indisposition du côté des organes sexuels fut atteinte tout à coup d'un prolapsus complet au moment où elle franchit d'un seul pas quatre marches d'un escalier, et dont elle a donné le dessin (*Traité des maladies de l'utérus;* atlas, pl. IX, fig. 2). Le dessin et les détails de l'observation démontrent évidemment qu'il n'y avait qu'une chute incomplète.

Savez-vous, messieurs, comment notre collègue a expliqué l'hypertrophie du col, qui, le plus souvent, accompagne la chute de l'utérus? — Par la constriction que l'orifice vaginal exerce d'une manière plus ou moins étroite sur lui, d'où il résulte comme une sorte d'étranglement qui détermine presque infailliblement une hypertrophie, si elle n'existe déjà!... L'orifice vaginal détermine, chez ces femmes, une sorte de constriction ou d'étranglement sur le col! lorsqu'il venait de dire que la cause la plus puissante du prolapsus de la matrice est un relâchement ou un ramollissement des parois vaginales!... Mais notre collègue me ferait croire qu'il n'a jamais examiné de près l'orifice vulvo-vaginal chez ces sortes de malades, orifice qui se trouve, dans la très grande majorité des cas, considérablement agrandi, qui a perdu non-seulement son élasticité, mais sa contractilité, par suite des violentes distensions et des déchirures dont il a été le siége, ainsi que celles plus ou moins étendues qu'a éprouvées le périnée. S'il eût eu l'occasion de disséquer la région vulvo-périnéale de ces malades, il eût vu que l'anneau vulvaire, si bien décrit par notre collègue, M. Richet, est rompu, que le muscle constricteur du vagin est atrophié ou complétement disparu, que souvent son extrémité postérieure, qui se continue en s'entrecroisant avec l'extrémité antérieure du sphincter anal, est déchirée, et qu'il peut en être de même du muscle transverse du périnée. Et lors même que ces lésions n'existeraient pas, le col, qui occupe le centre de la tumeur, ne pourrait être étreint par l'orifice vaginal, dont il est toujours séparé en avant par la vessie, en arrière par la cavité vagino-péritonéale, lorsqu'il ne l'est pas par le prolongement qu'envoie assez fréquemment la partie antérieure du rectum dans la tumeur.

Quant à la pièce d'anatomie pathologique que M. Depaul a présentée à la dernière séance, elle prouve jusqu'à l'évidence et de la manière la plus péremptoire que le vagin peut être entièrement ou presque entièrement renversé, la portion sus-vaginale du col allongée et prolapsée, le corps ayant conservé ses dimensions et étant resté dans le bassin. Cela me suffit. — Mais, dit notre collègue, ici la portion sus-vaginale, bien qu'étant allongée, a perdu de son épaisseur et de sa largeur. C'est vrai; mais il se garde bien de dire que cette variété d'allongement est très exactement décrite dans mon mémoire, et que j'ai pris soin de faire remarquer qu'on l'observait lorsque, avec une rectocèle ou une cystocèle préalables, la chute de l'utérus est accompagnée d'un ramollissement du tissu de l'organe ; et c'est ce qui a lieu, en effet, ici. — Je me suis même servi d'une comparaison pour bien faire comprendre cette variété ; j'ai dit. Dans ce cas, le col s'allonge comme un tube de verre soumis à l'action de la lampe de l'émailleur.

A entendre notre collègue, et vous avez dû être fatigués de cette assertion, notre principal moyen de diagnostic serait le cathétérisme utérin. Mais, messieurs, c'est là une erreur profonde qu'on voudrait faire passer dans votre esprit. Nul, peut-être, plus que moi n'a insisté sur la nécessité de bien toucher, de bien palper la tumeur, de pratiquer toujours le toucher rectal combiné avec le toucher hypogastrique, de cathétériser la vessie ; nul n'a indiqué avec plus de soin les fautes qu'un examen superficiel peut faire commettre. A la vérité, le cathétérisme utérin a été pratiqué chez toutes nos malades, mais comme moyen complémentaire et confirmatif du diagnostic, ou pour vérifier certains faits que lui seul peut faire connaître.

Examinons maintenant la question sous le rapport du traitement, et voyons si notre collègue a été plus juste dans ses applications.

Vous l'avez entendu dire maintes fois que nous avions donné des conseils et posé des préceptes excellents, pleins de sagesse, mais que malheureusement, dans la pratique, nous ne les avions pas suivis. Je remercie mon collègue d'avoir reconnu publiquement que nos conseils sont bons ; car si je prouve que je ne m'en suis pas écarté, il aura fait, sans s'en douter, l'éloge de mon travail.

Non, messieurs, je n'ai pas cherché constamment la cure radicale de l'affection, comme le dit M. Depaul ; et ce qui le prouve, c'est que je n'ai pratiqué que 14 opérations sur le grand nombre de malades que j'ai observées. Toutes celles qui n'ont pas été opérées ont été traitées par les moyens palliatifs médicaux et prothétiques. Mais, dira notre collègue, vous n'en avez pas rapporté les observations! Pourquoi faire, dans un travail original déjà très long et qui n'est pas écrit dans le but de venir dire ce que tout le monde sait et ce que tout le monde fait, mais bien pour indiquer les cas graves et exceptionnels qui résistent aux moyens connus et pour lesquels on a été obligé d'en chercher un autre? Ceux-là seuls doivent trouver place dans ce travail. M. Depaul n'aurait pas dû oublier ce que j'ai dit à la page 162 : « Les pessaires peu épais, placés à plat, comme les pessaires en gimblette, ou mieux les pessaires ovalaires, en huit de chiffre..., doivent être préférés... Ce sont, au reste, les seuls qui, dans beaucoup de cas de ce genre, puissent être supportés... Si la maladie coïncide avec un commencement de rectocèle ou de cystocèle, le pessaire en pelle (palaforme) de notre savant collègue, M. Hervez de Chégoin, peut être très utile. J'ai même vu, dans deux cas de ce genre, le pessaire élytroïde, inventé par M. Cloquet, réussir; mais il faut, comme cela avait lieu chez nos deux malades, que l'ouverture vulvaire ne soit pas trop large. »

Je n'ai pas davantage rapporté les observations des femmes sur lesquelles j'ai pratiqué en vain l'élytroraphie, l'épisioraphie, l'application des pinces de M. Desgranges. C'eût été un hors-d'œuvre et sortir tout à fait de mon sujet; ce qui ne veut pas dire, comme on me l'a fait avancer à tort, que j'ai rejeté d'une manière absolue toutes ces opérations. Non, j'ai au contraire pris soin d'indiquer qu'elles devaient rester dans la science, mais qu'elles ne devaient être employées que contre les véritables chutes sans allongement hypertrophique.

Les femmes que j'ai opérées étaient les plus malades, celles qui ne pouvaient marcher, se tenir debout sans accidents, ou qui souffraient dans leurs tumeurs plus ou moins ulcérées, qui avaient des métrorrhagies qui minaient leur constitution ou qui avaient des incontinences d'urine, et chez lesquelles on avait en vain cherché à réduire et à maintenir la tumeur réduite par diverses espèces de pessaires ou de bandages. Je désirerais bien que mon collègue me dît ce qu'il ferait aux malheureuses atteintes de ces accidents graves, et chez lesquelles la cure palliative ne sert à rien, et dont on voit tous les jours la santé se miner. Une seule malade a été opérée sans que nous ayons essayé auparavant des moyens contentifs; mais la réduction opérée, la malade ne put la supporter, l'utérus s'étant courbé sur lui-même. Cette courbure de l'organe est une des circonstances qui s'opposent le plus souvent à la réduction et à la contention de la tumeur, par les accidents primitifs ou consécutifs qu'elle détermine.

Pour nous faire tomber en contradiction avec nous-même, M. Depaul nous a prêté les trois opinions suivantes, qu'il serait bien embarrassé de trouver dans notre mémoire :

1° « M. Huguier ne conseille pas d'opérer les malades au-dessus de quarante ans. » Et notre collègue ajoute : « ce qui ne l'a pas empêché d'opérer des femmes de quarante à cinquante ans. » (*Moniteur des hôpitaux*, 7 avril 1859, *Gazette hebdomadaire*, 8 avril.)

2° « Il recommande de ne pas se servir du chloroforme. » (*Moniteur des hôpitaux*, *Union médicale*, *Gazette des hôpitaux*.)

3° « Il ne veut pas non plus de l'écraseur linéaire. » *Moniteur des hôpitaux*, p. 327.)

Arrivons maintenant à notre opération, qui n'est, bien entendu, et comme nous avons pris soin de l'indiquer, qu'un moyen exceptionnel.

M. Depaul, qui trouve notre opération inutile, des plus graves, par conséquent mauvaise, fait tous ses efforts pour nous l'enlever, pour l'attribuer à Osiander, à Dupuytren et à Lisfranc, qui n'y ont jamais songé, et compare l'opération qu'ils ont pratiquée à la mienne. En faisant une semblable assimilation, notre collègue a montré qu'il a un peu oublié ce que la médecine opératoire lui avait appris. Mais enfin, puisque cette opération est si mauvaise, qu'il nous en laisse donc le fardeau, sans le faire partager à Osiander, à Dupuytren et à Lisfranc, dont il ternit ainsi la gloire. Il se montre en cela peu reconnaissant envers ces grands noms, qui lui ont tant appris! Dans son dernier discours, ce n'était plus qu'au dernier de ces chirurgiens qu'il en attribuait l'invention, et cela parce que, dans la description qu'il donne de l'amputation de la portion *sous-vaginale* du col pour les cancers de cette partie, il dit : *Afin de ne pas dépasser l'insertion du vagin, que s'il reste encore une partie cancéreuse*, « *on creuse ensuite, en disséquant le mal, dans l'épaisseur de l'utérus, une espèce de cône à sommet supérieur; ce procédé a très souvent réussi.* » De bonne foi, qu'a de commun avec notre opération l'amputation de la portion sous-vaginale du col au-dessous de l'insertion du vagin, accompagnée (lorsqu'il reste encore du cancer) de la petite excision forcée qu'y ajoute Lisfranc? — Rien.

Messieurs, notre collègue vous a exagéré les difficultés et les accidents opératoires qui, comme je l'ai dit, seraient insurmontables si l'on devait opérer au fond du vagin, dans l'enceinte pelvienne, et non à ciel ouvert, comme cela se pratique. L'accident opératoire le plus à craindre, c'est l'ouverture du péritoine dans le premier temps de l'opération, dans l'incision des parois postérieures réunies du vagin et du col, mais non, comme s'est plu à le répéter sans cesse M. Depaul, dans *le décollement* de ces deux parties. Je me serais bien gardé d'agir ainsi et de conseiller de le faire ; ce serait le plus sûr moyen de pénétrer d'emblée dans la cavité péritonéale, et je mets mon collègue en demeure de montrer que le mot *décollement* soit une seule fois prononcé dans ce temps de l'opération. Il y est dit : « *On commencera par l'incision des parois postérieures du vagin et du col ; cette incision est pratiquée dans l'insertion même du vagin à cette partie de l'utérus, et doit se tenir dans les limites de cette insertion;* » c'est-à-dire dans cette partie comprise entre le péritoine et le point où la muqueuse vaginale se réfléchit sur le col. « *Cette incision est dirigée en haut et en avant vers l'axe de la cavité utérine; celles qui la suivent sont faites dans la même direction, afin d'éviter plus sûrement la lésion du péritoine.* » Où est-il question de décoller la paroi postérieure du vagin de celle de l'utérus?...

Cette lésion du péritoine, en agissant ainsi, est beaucoup

plus facile à éviter qu'on ne le croirait au premier abord, puisque cet accident ne nous est jamais arrivé, et que M. Chassaignac, qui a pratiqué cette opération six fois, a su également s'en préserver! D'ailleurs n'arrive-t-il pas souvent, dans les ligatures de l'artère épigastrique, de l'iliaque externe, dans la taille sus-pubienne, que nous approchions davantage du péritoine sans l'ouvrir? Et ne nous arrive-t-il pas de le ponctionner tous les jours sciemment sans qu'il s'ensuive le moindre accident? Si, au reste, cette lésion avait lieu, à cause des précautions que nous conseillons de prendre dans l'exécution du premier temps, elle équivaudrait à une simple piqûre, et guérirait tout aussi facilement, l'opération étant suspendue. C'est là une des raisons qui font que je commence l'opération par la division de la partie postérieure.

Notre collègue s'est encore plu à vous exagérer les difficultés et les dangers du décollement de la vessie; on voit par là qu'il ne lui est pas arrivé souvent d'agir sur cet organe. *Que de soins, que de précautions il faut prendre pour ne pas entamer cette partie du réservoir urinaire*, dit-il; je puis vous assurer, messieurs, que c'est la chose la plus simple et la plus aisee du monde à exécuter sans accident.

C'est encore un système de supposition que notre collègue avance lorsqu'il prétend que l'opération peut être suivie d'hémorrhagie veineuse. Une saignée aussi peut être suivie d'hémorrhagie veineuse, une fois sur deux cents peut-être.

Sans doute cette objection a été faite parce qu'on n'avait pas d'hémorrhagie artérielle à objecter, hémorrhagie qui, dans ce cas, n'est pas à craindre, parce qu'on peut lier les artères à mesure qu'elles sont ouvertes... Une de nos opérées a eu un écoulement de sang assez abondant, qui n'a pas nécessité qu'on la dépansât, et qui s'est arrêté sous l'influence de simples compresses trempées dans l'eau froide appliquées sur le bas-ventre. Il s'est fait, chez une malade, un simple écoulement sanguin dans la journée même de l'opération. Il a été si peu important que l'interne n'a rien fait pour l'arrêter. Chez une autre, il y en eut un, le sixième jour, au moment de la chute d'une ligature; il s'arrêta seul.

Notre collègue, exagérant les troubles fonctionnels qu'ont éprouvés quelques-unes de nos malades, troubles qui sont presque inséparables d'une opération quelle qu'elle soit, est venu plutôt en homme du monde qu'en praticien vous les présenter comme des accidents sérieux. Il vous a dit : des malades ont eu de *la fièvre, des douleurs abdominales, des douleurs utérines, des frissons, des nausées, des vomissements, des hémorrhagies légères, et dans un cas il y a eu oblitération du conduit utérin!* Messieurs, il y a une chose qui m'a étonné, c'est qu'une opération, si grave en apparence, soit si rarement suivie de véritables accidents. Mais voyons la fréquence et la valeur de ceux que vient d'indiquer M. Depaul.

Sur 14 opérées, 4 seulement ont eu, le soir même de l'opération, une fièvre traumatique légère, qui, le lendemain matin, n'existait plus ; ce sont les malades des observations 20, 24, 25 et 30. — Les dix autres n'ont pas eu de fièvre, et eussent mangé le soir même si on les eût écoutées.

Deux seulement ont eu des douleurs abdominales légères, ce sont les malades des observations 26 et 27 ; le lendemain, elles étaient passées. — Les 12 autres n'ont pas eu de douleurs dans le ventre ni de tension de cette partie. — Une seule a eu des coliques utérines, des frissons, des nausées, qui ont duré plusieurs heures, et se sont passés dans la nuit même pour ne plus revenir : c'est le n° 29.

Une seule a eu des vomissements, qu'elle attribua au chloroforme : c'est le n° 33, et une des régurgitations de boissons.

Une malade a eu une *oblitération du conduit utérin,* dit M. Depaul, c'est vrai. Mais il ne vous a pas fait connaître dans quelles conditions elle s'est faite, et c'est le tort qu'il a eu. C'était chez une femme que j'ai opérée à l'âge de cinquante-neuf ans, et sur laquelle, sept ans plus tard, à soixante-six ans, je trouvai, à l'autopsie, l'ouverture de la cavité utérine fermée par une membrane qui avait à peu près 1 millimètre d'épaisseur. Voici la pièce, et vous pouvez juger si cette membrane eût été de nature à résister à un épanchement de sang ou de mucus qui se serait fait dans la cavité utérine.

Tout le monde sait que, chez les femmes de cet âge, où la menstruation a cessé depuis longtemps, et chez lesquelles la sécrétion utérine n'existe plus ou presque plus, on rencontre assez souvent le col utérin oblitéré spontanément sans aucune incommodité. Chez toutes les autres malades la cavité utérine est restée libre.

Une de nos opérées, vous a-t-on dit, *a eu une péritonite.* C'est encore vrai. Mais ici encore on a gardé le silence sur l'époque à laquelle cette inflammation s'était manifestée, et sur l'imprudence à la suite de laquelle elle s'était développée; c'est une lacune qu'on ne devait pas commettre. On a préféré vous laisser croire que c'était immédiatement après l'opération et par le fait même de celle-ci.

Le 18 septembre 1851, la malade fut opérée; le soir même, pas de fièvre, la figure est rayonnante; elle demande à manger. Le lendemain et les jours suivants, son état est aussi satisfaisant. — Le 7 octobre, on examine la malade. Toutes les parties qui ont subi l'opération sont souples, sans douleur et sans chaleur anormale. — Le 8, c'est-à-dire *vingt jours après l'opération*, la malade se trouve si bien que, malgré toutes les recommandations qui lui avaient été faites, elle commet l'imprudence de se lever et d'aller au jardin, où elle se refroidit. Là elle ressent des douleurs abdominales, et, le soir, elle éprouve du frisson, de la fièvre, et les signes d'une péritonite qui n'eut pas de suites sérieuses. — Maintenant que vous connaissez le fait, vous pouvez juger si cette péritonite devait être mise sur le compte de l'opération?

Enfin M. Depaul a attribué, sans aucune hésitation et sans avoir tenu compte des faits, la mort de deux de nos malades à la nature de l'opération qu'elles ont subie. Je comprends que l'on se soit fait cette question, que j'ai discutée moi-même avec autant d'impartialité que si elle m'eût été étrangère. Mais je ne comprends pas qu'on soit venu la résoudre affirmativement devant l'Académie sans avoir mis sous ses yeux les pièces du procès. Ce que notre collègue devait faire, dans l'intérêt de la justice, je vais le faire.

Une de nos malades (n° 26), dit-il, a succombé à une infection purulente. Dès le lendemain de l'opération, elle a offert du ballonnement abdominal, des frissons quotidiens, puis de la fièvre continue ; la bouche est devenue sèche, les dents fuligineuses. A l'autopsie, on trouva deux tubercules gros comme des noisettes dans le cerveau, et M. Huguier n'hésite pas à leur attribuer tous les troubles observés. — Voici le fait : Trois ans avant son entrée à Beaujon, elle fut conduite, par la police, à l'hôpital de Lourcine, pour une syphilis constitutionnelle, affection qui, comme on le sait, porte assez souvent son action sur le cerveau.

Lors de son entrée à l'hôpital Beaujon, dans le service de M. Sandras, pour se faire soigner d'une pneumonie, elle avait déjà éprouvé des accidents nerveux ; elle ne pouvait marcher ni même se tenir debout sans éprouver des douleurs dans les reins, les aines et les cuisses. Ses jambes étaient faibles, tremblantes, et flageolaient sous elle, lors même qu'elle n'avait pas de douleurs. Ces derniers symptômes, qui appartiennent aux affections du système nerveux central, furent confondus par Sandras lui-même avec ceux du prolapsus utérin, et il m'adressa la malade, qui fut opérée le 24 octobre 1852, en présence de notre savant collègue, M. Barth, et de plusieurs autres médecins. La malade fut chloroformée. C'est peut-être le tort que nous eûmes, parce que, avec les tubercules cérébraux dont elle était atteinte, et dont nous ne soupçonnions pas l'existence, le chloroforme a pu concourir à la manifestation de la méningo-encéphalite.

Jamais opération ne fut plus prompte et plus simple. Pour la première fois je n'eus aucune ligature d'artère à pratiquer. Dans la journée il y eut des besoins d'uriner, un peu de douleur, de ballonnement du ventre, et un suintement sanguin assez abondant, mais pas d'hémorrhagie (c'est cependant ce que M. Depaul appelle des hémorrhagies). Dans la soirée on renouvelle le pansement ; la malade passe une très bonne nuit.

Le lendemain, 25 octobre, l'état général est excellent ; le ventre n'est ni ballonné ni douloureux ; la malade peut uriner sans qu'on retire la mèche, plus de suintement sanguin.

Le surlendemain, 26, elle accuse quelques légères coliques,

de la céphalalgie, des douleurs dans les talons; petits frissons, léger état fébrile qui dure de quatre à dix heures du soir.

Les jours suivants se manifestent tous les signes d'une méningo-encéphalite sans douleurs, sans embarras, ni tension vers le ventre, qui est toujours resté libre de tout accident. C'est la veille de la mort seulement que la langue est devenue sèche et fuligineuse.

A l'autopsie, on trouve une congestion séreuse dans les méninges, il y a au moins un demi-verre de sérosité sanguinolente dans l'arachnoïde cérébrale; on trouve deux tubercules gros chacun comme une noisette dans le lobe antérieur droit du cerveau, qui est piqueté et injecté.

Tous les autres organes étaient entièrement sains. La cavité abdominale, pas plus que les culs-de-sac péritonéaux, ne renferment le plus léger épanchement de sérosité claire ou opaque. Sur aucun point de l'utérus, de ses annexes ou du tissu cellulaire voisin, on ne trouve de pus ni de traces d'inflammation. Il en est de même des veines du col, du corps de l'utérus et des ovaires. Fendues en tous sens, on n'y trouve aucune altération. Elles sont volumineuses, contiennent du sang noir, non coagulé. Les vaisseaux lymphatiques de ces parties n'offrent aucune lésion; ils ne sont pas même visibles. Le tissu de l'utérus n'offre absolument aucune altération; sa cavité renferme un peu de mucus filant et transparent.

Si maintenant, avec M. le docteur Courot, alors interne du service, et qui a rédigé l'observation avec toute l'intégrité qu'on lui connaît, nous nous posons cette question : La mort a-t-elle été la conséquence de la lésion spéciale qu'on a fait éprouver à l'utérus, et de l'infection purulente? nous n'hésitons pas à répondre par la négative :

1° Parce qu'en remontant aux antécédents de la malade, on sait qu'elle avait déjà éprouvé des signes de lésion du centre du système nerveux, qui étaient passés inaperçus;

2° Parce que les symptômes cérébraux ont commencé avant la suppuration vagino-utérine, ce que M. Depaul n'eût pas dû oublier;

3° Parce que, pendant la vie, on n'a jamais observé aucun symptôme d'affection utérine ou abdominale;

4° Parce que l'examen le plus attentif du péritoine, de tous les organes abdominaux et particulièrement des organes pelviens, n'a pu nous faire découvrir la moindre trace de péritonite aiguë, de métrite, de phlébite ou d'angioleucite, que les ligaments larges et les ovaires ne nous ont offert aucune altération;

5° Parce que, nulle part, nous n'avons trouvé de trace de pus ou d'infection purulente;

6° Parce que la plaie utéro-vaginale était cicatrisée, et qu'autour de la cicatrice il n'existait pas le plus léger signe d'inflammation;

7° Enfin, parce que les accidents symptomatiques que la malade a présentés et les altérations qu'on a trouvées dans l'encéphale rendent parfaitement compte de la mort.

Si donc l'opération a été pour quelque chose dans le développement de la méningo-encéphalite, et nous ne saurions en douter, elle n'a agi, avec le chloroforme, que comme cause perturbatrice du système nerveux central, et non comme opération spéciale. Tout ébranlement de l'économie, toute action chirurgicale eût pu produire le même résultat chez une personne qui portait des tubercules dans le cerveau.

Nous comprenons encore moins comment notre collègue a pu affirmer que la mort de l'autre malade, qui eut lieu quatre mois après l'opération, en a été la conséquence.

Elle est morte, dit-il, d'*abcès dans les reins qui ont suivi une néphrite, suite d'une cystite aiguë développée après et par l'opération, ce que démontrent assez les détails très complets et très exacts que contient l'observation.*

Oui, messieurs, notre observation est très complète, et surtout très exacte, et si j'ai un reproche à faire à notre collègue, c'est de n'avoir pas imité celui qui l'a recueillie, c'est de ne pas avoir rapporté le fait *exactement* et *complétement* devant l'Académie. En effet, elle démontre que la cystite et l'affection des reins étaient fort anciennes et indépendantes de l'opération.

A trente et un ans, huit ans avant son opération, lors de

son premier accouchement, qui fut long, difficile, et nécessita l'application du forceps, la malade, pendant les douze jours qui suivirent l'accouchement, souffrit beaucoup de la vessie; elle urinait difficilement et avec beaucoup de douleurs. Les trois premiers jours, on fut obligé de la sonder pour la faire uriner. Elle conserva de la douleur derrière le pubis et dans les reins.

Quelques mois après, il survint des besoins pressants d'uriner joints à une miction impossible, ou s'accompagnant de frissons, de tremblements lorsque la malade voulait faire des efforts violents pour rendre ses urines. Celles-ci étaient souvent troubles, blanchâtres et laissaient déposer au fond du vase un sédiment d'un jaune grisâtre; elles exhalaient une odeur désagréable après avoir été rendues. En même temps les douleurs des reins augmentaient. Ces accidents se renouvelèrent à plusieurs reprises avant son entrée à l'hôpital.

Ainsi, comme vous le voyez, les accidents de cystite et de néphrite existaient longtemps avant l'opération; elle éprouvait aussi, de temps en temps, de la fièvre et de la diarrhée. Pendant deux mois, plusieurs moyens et deux espèces de pessaires, ceux de MM. Cloquet et Chégoin, furent employés inutilement.

Elle fut opérée le 11 janvier 1853; l'opération fut facile et quatre artères seulement furent liées.

Le soir, fièvre légère; on sonde la malade, qui a un besoin douloureux d'uriner.

Dans la nuit, il y a quatre heures de sommeil.

Le lendemain 12, pas de fièvre; le ventre n'est ni tendu, ni douloureux; on est obligé de sonder la malade. Le besoin de prendre de la nourriture se fait sentir; j'ordonne deux bouillons et deux soupes.

Le 13, l'état est très satisfaisant, pas de tuméfaction ni de douleur abdominale. — Une portion d'aliments.

Les jours suivants, la malade continue à bien aller.

Le 14, la malade urine sans le secours de la sonde, seulement les urines sont encore troubles et causent, au moment de la miction, quelques cuissons dans le canal.

Le 17, j'accorde deux portions d'aliments; on ne fait plus de pansement.

Les 18 et 19, même état jusqu'au 25.

Le 26, sans cause connue, sans imprudence commise : mouvement fébrile, douleur dans les reins et dans le bas-ventre derrière le pubis; le toucher est douloureux en avant et sur les côtés.

Le 27, même état. Les règles arrivent, et avec elles tous ces légers accidents disparaissent.

Le 10, elle se lève pour la première fois.

La position de la malade va en s'améliorant jusqu'au 24 février au soir. Après s'être donné plus de mouvement que d'habitude et avoir rendu quelques services à des malades, elle est prise de coliques néphrétiques qui durent pendant six jours; après cet accès, sa santé reprend graduellement.

Le 20 mars, elle descend au jardin avec les personnes qui sont venues lui faire visite; elle reste longtemps assise sur un banc; elle est saisie par le froid, frissons très violents, nouvel accès de colique néphrétique; rien du côté des organes sexuels.

Les jours suivants, l'accès se calme, mais la fièvre continue encore pendant quelques jours.

Le 3 avril, sa maîtresse vint la visiter et lui déclarer qu'elle la remplace par une autre domestique, ce qui l'affecte beaucoup et ramène la fièvre.

Le 7, elle demande une permission de sortir pour déménager sa chambre. Elle rentre le soir à l'hôpital, plus souffrante que jamais; elle peut à peine se tenir debout et se traîner.

Les accidents vont en s'aggravant et elle meurt le 13.

A l'*autopsie*, nous trouvâmes la vessie enflammée et hypertrophiée ; elle contenait un calcul du volume d'un noyau de cerise. Les uretères étaient fortement élargis ; les reins, dilatés par de l'urine et du pus, étaient le siége d'une néphrite calculeuse et non d'un abcès. Il y avait deux calculs dans le rein droit et trois dans le rein gauche.

Voilà, messieurs, ce qui existait et qu'on a pris soin de

passer *complétement* et *exactement* sous silence aux dépens de la vérité.

Je me dispenserai, pour ne pas vous fatiguer, de répondre à l'analyse tout aussi inexacte qu'a faite notre collègue des autres observations.

Je regrette, autant pour l'Académie que pour moi-même, d'avoir été forcé d'entrer dans tous ces développements, et d'avoir exposé une seconde fois à la tribune des détails et des faits qui se trouvent dans mon mémoire. Mais j'ai été entraîné dans cette voie par mon savant collège, et, comme en analysant mon travail, il s'était efforcé de prouver qu'il ne renfermait qu'*erreurs* et *inexactitudes*, il m'a fallu le relire en quelque sorte devant vous, pour vous montrer combien une pareille appréciation était mal fondée.

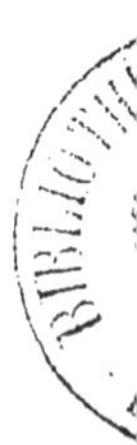

www.ingramcontent.com/pod-product-compliance
Ingram Content Group UK Ltd.
Pitfield, Milton Keynes, MK11 3LW, UK
UKHW020455230726
13925UKWH00005B/1960